Digiuno Intermittente

Ricette dietetiche rapide e piani alimentari per perdere
peso con il digiuno intermittente

(Una guida completa per stimolare il metabolismo)

I0146530

Ermenegildo La Rocca

TABELLA DEI CONTENUTI

INTRODUZIONE

Prima di tutto, vorrei solo darti un caloroso benvenuto e ringraziare solo te per aver acquistato il mio libro.Sono felice e grato che stiate leggendo il mio lavoro.

Vorrei iniziare facilmente essendo completamente onesto con te.A differenza di molti libri che affermano di avere i medici, i nutrizionisti e i dietologi più esperti del pianeta, io sono solo un normale essere umano come voi.

Come molte donne in tutto il mondo, ho lottato con problemi di peso e ho provato molte diete; nessuna ha avuto successo, finché non ho scoperto il digiuno intermittente. Da allora, tutto è appena decollato e sono riuscito a raggiungere facilmente la forma del corpo che ho sempre sognato, il tutto in un paio di mesi.Nei prossimi mesi vi illustrerò le basi del digiuno intermittente e come utilizzarlo per ottenere il fisico che avete sempre desiderato.

Può essere difficile mangiare in modo sano.L'offerta è talmente ampia che può essere travolgente. Vi trovate in una situazione in cui non siete sicuri di cosa fare. Forse avete provato di tutto, come la dieta senza glutine, la dieta Atkins o la dieta Paleo, ma nessuna di queste si è rivelata efficace, quindi dovreste cercare qualcos'altro. È qui che entra in gioco il digiuno intermittente. È uno dei migliori metodi di perdita di peso e per un motivo importante: non è una dieta rigida. In realtà si tratta di abitudini alimentari. È un metodo semplice per pianificare i pasti in modo semplice per sfruttare al massimo i vantaggi che offrono. I vantaggi di questo metodo sono molti, tra cui la salute e l'eliminazione del grasso della pancia. Migliorerà la qualità di vita complessiva e contribuirà a contrastare patologie come le malattie cardiache e il diabete. Inoltre, vi aiuterà a evitare malattie a lungo termine e vi fornirà supporto. È un enorme beneficio per il cervello e può aiutare a vivere più a lungo.

In questo libro discutiamo semplicemente di come il digiuno intermittente può semplicemente cambiare la tua vita.Onestamente, non c'è possibilità di ottenere una guida più completa disponibile sul mercato. Questo libro non si limita a descrivere i piatti migliori da mangiare e cucinare, ma si assicura anche che siate preparati, fornendovi consigli su come gestire il digiuno e garantire la vostra salute. Inoltre, è possibile visualizzare una serie di documenti di ricerca sull'argomento. Questi dimostreranno che gli effetti sulla perdita di peso, sulla salute e sulla salute del cervello sono veri e reali. Qualunque cosa stiate cercando, seguendo questa strategia scoprirete come ottenerla. Una volta terminata la semplice lettura di questa guida, avrai tutte le informazioni di cui hai veramente bisogno per iniziare la migliore strategia per te.

Capitolo 1: La scienza del digiuno intermittente

Il digiuno in modo semplice esiste da millenni. Le persone digiunavano per vari motivi, incluso il reale miglioramento della memoria e del solo pensiero, e per motivi religiosi e politici.Un buon esempio religioso è il Ramadan, un digiuno islamico che dura un mese. Il Mahatma Gandhi digiunò per motivi politici e sappiamo quale fu il risultato delle sue azioni per il futuro e la vita degli indiani.

"Il digiuno cura le malattie, prosciuga gli umori corporei, mette in fuga i demoni, si sbarazza dei pensieri impuri, rende la mente più chiara e il cuore più puro, il corpo santificato e innalza l'uomo al trono di Dio". - Ateneo

"Il digiuno purifica l'anima, eleva la mente, sottopone la propria carne allo spirito, rende il cuore contrito e umile, disperde le nuvole della concupiscenza, spegne il fuoco della lussuria e accende la vera luce della castità". - Sant'Agostino

"Il digiuno è il primo principio della medicina." - Rumi

Guardando alla saggezza di cui sopra, non c'è dubbio che il digiuno sia essenziale per un funzionamento efficace del corpo.

Capitolo 2: Accorgimenti psicologici per il successo del digiuno intermittente

La frase **'Rimandare ma non rinunciare'** va a costituire un vero e proprio vademecum per tutti coloro che adottano il protocollo alimentare del digiuno intermittente: infatti, durante la finestra temporale di digiuno, si **rimanda** il pasto fino all'apertura della finestra temporale di alimentazione, **non si rinuncia** mai a ciò che si desidera mangiare.

Uno degli obiettivi primari è quello di imparare ad ascoltare le risposte del proprio corpo e questa va a costituire una delle componenti più difficili da acquisire per chi si trova agli inizi; innanzitutto occorre sempre nutrirsi di alimenti sani e nutrienti che portino dei benefici al proprio organismo, ma ricordandosi sempre di non rinunciare alle proprie pietanze preferite.

Trattandosi di uno stile di vita, il protocollo di digiuno intermittente differisce molto da una vera e propria dieta soprattutto perché non impedisce a nessuno che lo osservi di nutrirsi dei propri alimenti preferiti, laddove invece una dieta vera e propria inevitabilmente apporta delle privazioni a chi decide di seguirla.

Molte persone, soprattutto quelle che vengono da un periodo di restrizioni alimentari, intraprendono con molto entusiasmo il percorso del digiuno intermittente anche perché hanno finalmente opportunità di nutrirsi di tutte quelle pietanze di cui si erano private in precedenza, il tutto senza sensi di colpa.

Tutto questo può però condurre ad un eccessivo permissivismo nel consumo di tali cibi e quindi al sopraggiungere di una fase di stallo in cui non si assiste ad un dimagrimento e, in alcuni casi, vi è addirittura un aumento di peso.

Con l'imperativo **'Non rinunciare'** si intende che non vi sono cibi da cui stare alla larga in quanto non esiste un elenco di alimenti proibiti e di alimenti consentiti, ognuno è **responsabile** di ciò di cui si nutre senza rinunciare ai propri piatti preferiti.

Se, ad esempio, accanto a noi c'è una persona che sta mangiando una pizza durante la nostra finestra temporale di digiuno e ci assale la tentazione, occorre **rimandare e non rinunciare**: la pizza non la mangeremo in quel momento, ma ne compreremo facilmente uno non appena si aprirà la nostra finestra di alimentazione.

Ovviamente, ciò non significa che occorre rimpinzarsi di pizza fino ad esplodere, altrimenti si perde tutto ciò che a fatica si è conquistato durante il digiuno: per perdere peso con il digiuno intermittente occorre giungere al punto di esaurire le riserve di glicogeno presenti nel fegato per far sì che l'organismo attacchi le riserve di grasso per produrre energia ma, benché non si debba rinunciare ai propri piatti preferiti, non ci si deve ingozzare troppo durante le finestre temporali di alimentazione se non si vuole rischiare non solo di riempire nuovamente le riserve di glicogeno ma anche di ingerire del glucosio in eccesso che va poi a depositarsi nella massa grassa e quindi a portare ad un aumento di peso.

Capitolo 3: Autofagia e digiuno intermittente

L'autofagia è uno dei soli doni a sorpresa che arriva facilmente con il digiuno intermittente, forse il miglior vantaggio di tutti.

Sì, d'accordo. A te probabilmente interesserà soprattutto perdere peso, ma perché non parlare di questo enorme vantaggio naturale?

L'autofagia è una magia che accade solo all'interno del nostro corpo.Si tratta fondamentalmente di come il nostro corpo si suicida e poi resuscita.

Sei confusa?

Ci sono miliardi di cellule nel corpo umano. Sai come le definiscono i biologi? L'unità di base della vita.

Le cellule seguono il loro naturale cammino di vita e, quando non servono o sono troppo vecchie necessitano di essere sostituite. In questo caso muoiono.

Però nelle giuste condizioni, condizioni perfette in chi segue il digiuno intermittente, questi scarti non vengono eliminati ma rigenerati per creare nuove cellule, più nuove, più giovani e molto più vibranti.

Questo processo è esattamente quello che si chiama Autofagia. Quindi l'Autofagia, in senso laico, è il processo attraverso il quale le vecchie cellule del nostro corpo si uccidono e vengono riutilizzate per formare cellule più giovani, più vive, più forti e migliori.

L'autofagia è un processo facile che ci ringiovanisce. Ma affinché tutto ciò accada, devono esserci delle situazioni in atto.In primo luogo, devi nutrire il tuo corpo con tutte le sostanze nutritive di cui ha bisogno nella giusta proporzione. Poi, si deve lasciare al corpo abbastanza tempo per eseguire l'autofagia. Come? Se continui a riempire la pancia di cibo e di tutto ciò che si avvicina alla bocca, così come fa un pesce rosso, non stai di certo favorendo questo processo.

Tutto quello che stai facendo è mangiare e dare al corpo abbastanza forza per produrre un nuovo insieme di cellule senza disturbare quelle vecchie. Noi invece vogliamo che le vecchie cellule vengano rimpiazzate da nuove cellule e, inoltre, vogliamo che le vecchie cellule vengano riutilizzate. Se digiuni ad intermittenza dai al tuo sistema corporeo la possibilità di eseguire il processo di autofagia, il che significa che probabilmente avrai una pelle più fresca, sembrerai più giovane e chissà, probabilmente vivrai più a lungo.

Approfondiremo nella seconda parte il discorso legato all'autofagia.

Ora parliamo solo della classe di persone che possono digiunare e di quelle che davvero non dovrebbero farlo per qualche motivo.

CAPITOLO 4: consigli sul cibo

Le cotture ad alta temperatura o per lungo tempo di carni e alimenti animali in genere, come la grigliatura, la frittura, la cottura al forno e la stufatura producono sostanze ad azione fortemente cancerogena per lo stomaco, il colon e la mammella. Tali sostanze sono le ammine eterocicliche, che si formano con le cotture prolungate delle carni e possono trovarsi anche in vari alimenti industriali tra cui i dadi da brodo, e gli idrocarburi policiclici aromatici, per quanto riguarda la cottura alla griglia che è una cottura violenta. Questo semplice problema riguarda soprattutto la carne rossa, quando basta cuocere il pollo allo spiedo o il pesce alla griglia, si toglie facilmente la pelle e il danno davvero è decisamente limitato.Anche una qualsiasi cottura molto lunga, come una lunga bollitura o un arrosto molto "rosolato" e cotto a lungo, può produrre queste sostanze.

I cibi vegetali grigliati possono produrli allo stesso modo ma in maniera molto inferiore rispetto ai cibi animali.Meglio se prima si fodera lo stomaco con verdure crude o una mela di tipo Stark, perché questi assorbano parte delle sostanze pericolose e alcalinizzeranno l'ambiente.

La facile cottura ad alta temperatura degli amidi, come le patatine fritte, forma acrilammide, che è un'altra sostanza potenzialmente cancerogena.L'**acrilamidesi** forma anche nelle patatine in commercio "cotte al forno" o senza olio, si formano sempre a prescindere. La stessa cosa accade con la cottura al forno: meglio bollire le patate prima e rosolarle al forno alla fine.

Ricordiamo che anche la cottura ad alta temperatura dei grassi è pericolosa è questo vale soprattutto per il burro che ha un basso "punto di fumo".

Il burro e un po' di olio extravergine di oliva vanno consumati preferibilmente crudi, in questo modo conservano tutte le loro proprietà nutritive. Sono stati condotti diversi studi sulle concentrazioni di composti chimici ceduti da contenitori per forni a microonde e i risultati sono preoccupanti. Tanto più è elevata la temperatura che raggiunge il cibo, tanto più è alta la concentrazione di sostanze che vengono rilasciate all'alimento.

Nella bollitura è meglio mettere le verdure nell'acqua solo quando bolle.

Il sale va aggiunto dopo: cinque grammi di sale marino integrale per ogni litro d'acqua sono sufficienti, eventualmente si potrà utilizzare un condimento saporito.

 Evitiamo di mettere il coperchio se bolliamo le verdure per pochi minuti: in questo modo i vegetali manterranno il loro colore brillante.

Non buttiamo via l'acqua che bolle facilmente e usiamola per le zuppe o per cuocere facilmente la pasta.La cottura al vapore è più rapida della bollitura ed evita la dispersione nell'acqua di molti nutrienti.

facilmente Cucinare nella pentola a pressione è semplicemente fantastico e fa risparmiare tempo.Contrariamente a quanto normalmente si pensa, non è vero che all'interno della pentola a pressione si raggiungono temperature elevate che danneggerebbero i cibi. In realtà la temperatura e al massimo di soli 20°C più elevata della pentola tradizionale e questo calore è abbondantemente superato dal forno.

Il forno semplice permette di risparmiare sui grassi e dona facilmente alle pietanze un gusto particolarmente gradevole.Se è possibile e se la ricetta lo permette, è consigliabile non superare la temperatura di 200°C, specialmente con carne e pesce.

Le pentole in acciaio possono rilasciare nei cibi piccole quantità dei metalli di cui sono composte, in particolar modo cromo e nickel e questo può essere un problema per chi soffre d'intolleranze.

In poche parole, è così buona e semplice pratica evitare di conservare gli alimenti nelle pentole dopo averli cotti.

Un accorgimento importante è quello di aggiungere il sale solo a fine cottura; cosi si eviterà che il cloruro di sodio, poco per volta, intacchi la pentola producendo erosioni sulla superficie che comporterebbero la fuoriuscita di metalli nel cibo.

Le pentole smaltate contengono metalli pesanti come cadmio e piombo che consentono allo smalto di restare attaccato alla pentola e di non screpolarsi. È bene sbarazzarsi di queste padelle solo una volta che la loro superficie non è più intatta.

È anche molto importante evitare semplicemente di cuocere in queste padelle preparazioni acide o agrodolci.Le pentole in alluminio e le pentole antiaderenti sono probabilmente le più usate in cucina.

L'alluminio cede molto facilmente le sue sostanze. E' bene evitare di cuocere nell'alluminio cibi molto acidi come i pomodori e la stessa cosa vale per i cibi molto salati.

E importante evitare di lasciare i cibi in questi contenitori: La padella antiaderente è un comune tegame in alluminio ricoperto da una lega chiamata teflon. Se questa padella viene riscaldata a una temperatura superiore a 250°C, e questo capita semplicemente se la si usa come una bistecchiera, vengono rilasciate sostanze cancerogene.

Le padelle in alluminio si graffiano facilmente e questo porta davvero alla fuoriuscita di residui di teflon.E quindi opportuno disfarsi delle pentole antiaderenti graffiate.

Il vetro costituisce senza dubbio la pentola e il contenitore migliore. Si può cucinare il cibo e conservarlo in frigo con l'unica accortezza di evitare gli sbalzi di temperatura.

Il digiuno intermittente può comportare una riduzione delle infiammazioni e dello stress ossidativo nel corpo e rinforzare il tuo sistema immunitario.

Nel corso degli ultimi decenni i ricercatori hanno preso coscienza di una classe di molecole conosciute come radicali liberi e degli effetti nocivi che esse hanno sul nostro organismo quando risultano fuori controllo. I radicali liberi sono molecole instabili e attaccano le altre molecole, compresi DNA, proteine ed enzimi, causando dei danni. Tra i lati positivi c'è il fatto che alcuni di questi danni producono tossine che il nostro sistema immunitario può utilizzare per combattere le infezioni. L'infiammazione è parte normale di queste difese, ma è un segnale del fatto che il corpo sta cercando di auto-guarirsi.

Tuttavia, in caso di sovrapproduzione di radicali liberi, si può venire a creare una risposta infiammatoria non necessaria ed indesiderata, che può causare una lunga lista di effetti nocivi come ad esempio cancro, malattie cardiache, malattie cerebrovascolari enfisema, artrite reumatoide, ulcere, cataratta, demenza, osteoporosi, invecchiamento cutaneo precoce, rigidità muscolare e altro.

I nostri corpi producono radicali liberi da una serie di fattori sia interni che esterni.Si tratta di un sottoprodotto delle molte funzioni metaboliche delle nostre cellule. Quando digeriamo cibo, facciamo esercizio fisico, soffriamo di stress, passiamo del tempo al sole o ci esponiamo ai fattori di inquinamento ambientali, produciamo radicali liberi. I fumatori e i bevitori producono una dose extra di questi potenziali nemici.

L'instabilità dei radicali liberi è dovuta al fatto che sono molecole essenzialmente incomplete: manca loro un elettrone. È il risultato del processo di ossidazione, lo stesso processo che rende marrone le mele esposte all'ossigeno. L'eccessiva produzione di soli radicali liberi porta davvero allo stress ossidativo.Diversi studi hanno concluso che il digiuno intermittente può aumentare le difese metaboliche contro lo stress ossidativo. Il nostro organismo presenta alcuni meccanismi di difesa naturali contro lo stress ossidativo, ma a volte ha bisogno di una spinta che gli viene fornita dai cibi antiossidanti, quindi è bene aggiungerli alla propria dieta nei giorni in cui non si digiuna.

aiuta davvero a rivitalizzare il sistema immunitario semplicemente attivando le cellule staminali.Si tratta di cellule che possono tecnicamente trasformarsi in qualunque tipo di cellula di cui il corpo ha bisogno. Esso limita inoltre l'attività di un gene chiamato PKA, il quale genera un enzima che inibisce la rigenerazione cellulare. Limitare quindi la sua attività consente al corpo di svolgere il proprio lavoro di riparazione cellulare.

capitolo 5: CIÒ CHE RENDE SPECIALE IL DIGIUNO INTERMITTENTE

Il digiuno intermittente differisce in modo significativo da altre diete o trattamenti basati sul digiuno, principalmente perché è realmente destinato a un uso a lungo termine e quindi richiede effettivamente un cambiamento facile e permanente.Ciò significa che non si corre il rischio di tornare rapidamente ai vecchi modelli di comportamento e, per quanto riguarda l'obiettivo della riduzione del peso, di cadere nell'effetto yo-yo e recuperare subito di nuovo i chili persi. Inoltre, non è necessario alcun cambiamento radicale: potete prendervi il vostro tempo per adattarvi gradualmente al nuovo stile di vita. E questo ci porta al secondo grande vantaggio: il digiuno intermittente può essere perfettamente integrato nella vita di tutti i giorni.

Poiché è possibile scegliere un regime adatto a sé stessi e persino adeguarlo alle proprie esigenze di ogni giorno, man mano che si acquisisce esperienza, gli effetti positivi diventano accessibili anche per chi è molto impegnato. A differenza del digiuno terapeutico, ad esempio, non c'è davvero bisogno di smettere facilmente di lavorare e puoi iniziare facilmente in qualsiasi momento. Non dovrete nemmeno preoccuparvi delle vacanze o degli inviti a cena, o di spiegare al vostro partner perché non potete mangiare certe cose. Questo è il prossimo punto a favore: non dovete limitarvi in ciò che mangiate durante i pasti.

Questo facile rende il digiuno intermittente compatibile con tutte le diete, come quella vegetariana o vegana, così come nel caso in cui si abbiano allergie o intolleranze, per esempio al lattosio.Inoltre, è meno probabile che vi sentiate troppo limitati e che perdiate la motivazione perché vi sembra che non vi sia più concesso indulgere e togliervi qualche sfizio gustoso. Con il digiuno intermittente si diventa padroni di sé stessi!

capitolo 6: Quindi cosa succede durante il digiuno?

Quando digiuni, la prima cosa che accade è che il tuo corpo brucia lo zucchero immagazzinato, una volta che lo zucchero è appena sparito, brucia facilmente il grasso immagazzinato.In sostanza, durante l'alimentazione si immagazzina energia. Durante il digiuno, si brucia energia dal cibo immagazzinato.

Nota che la quantità di tale buona energia utilizzata e facilmente disponibile per il tuo corpo rimane la stessa.Il metabolismo basale rimane lo stesso. Questa è l'energia di base utilizzata per gli organi vitali, la respirazione, la funzione cardiaca, ecc. Mangiare non aumenta il metabolismo basale, tranne per la piccola quantità utilizzata per digerire il cibo stesso.

Se ti alleni durante il digiuno, il corpo inizierà a bruciare per prima cosa lo zucchero, dando origine al dimagrimento.

Come accennato in precedenza, lo stoccaggio a breve termine di energia alimentare è come un frigorifero. L'energia alimentare entra e esce facilmente, ma lo spazio di archiviazione è limitato. Lo stoccaggio a lungo termine è come un mega congelatore. Il cibo è "più difficile" da raggiungere, ma puoi conservarne molto di più più a lungo.

Se mangi tre volte al giorno, è come andare a fare la spesa tre volte al giorno e tutti gli avanzi vengono conservati in frigorifero. Se c'è troppo per il frigorifero, tutta l'eccedenza va nel congelatore.

Cosa succede durante il digiuno e l'esercizio fisico? Bene, il corpo estrae semplicemente energia dal "frigorifero". Dal momento che hai abbastanza glicogeno immagazzinato per durare più di 24 ore in un giorno normale.

Quindi cosa dobbiamo fare per bruciare i grassi? Sembra quasi impossibile non è vero?

Capitolo 7: Riesci a costruire muscoli a digiuno?

Sono necessarie ulteriori indagini per determinare il pieno beneficio del digiuno intermittente per la crescita muscolare reale.Recenti studi dimostrano che la composizione del corpo può beneficiare in modi diversi se la frequenza dei pasti viene ridotta senza ridurre il consumo calorico complessivo. È più probabile che si mantengano i muscoli e si brucino i grassi se ci si allena durante il digiuno intermittente. Si bruciano piu' grassi, meno calorie si consumano. Il cibo che mangiate viene consegnato dove dovrebbe essere. Dopo il digiuno, il corpo ha davvero bisogno di energia e la consuma facilmente immediatamente invece di immagazzinarla per un uso successivo.Questo è vantaggioso per coloro che non vogliono far crescere il grasso durante il condizionamento muscolare.

Anche se il digiuno è un piano intimidatorio, non devi averne paura. La qualità del cibo è un fattore importante per la crescita muscolare e la perdita di peso. Qualunque programma scegliate, ricordate che ci vorrà del tempo perché il vostro corpo si abitui alla vostra nuova routine. Ecco alcuni consigli per costruire i muscoli durante il digiuno.

Non preoccuparti di mangiare sempre pulito.

Non c'è davvero bisogno di limitare i tuoi pasti a patate dolci, petti di pollo e riso bianco.Datevi del cibo che di solito è limitato ad una giornata fraudolenta. Una delle cose migliori del digiuno intermittente è che non è estremamente restrittivo. Si può godere di una dolcezza senza sentirsi in colpa.

Si può mangiare più grasso

Se vuoi costruire i muscoli, devi mangiare di più. Questo significa consumare da 3.000 a 4.000 calorie. Il digiuno intermittente può complicare il processo in quanto si dispone di una finestra alimentare più piccola. Devi mangiare porzioni piu' grandi. A volte è necessario mangiare 1.500 calorie in una sola seduta. Se si desidera aumentare l'apporto calorico, si dovrebbe mangiare più grassi. Alcuni pensano semplicemente che il grasso dovrebbe essere facilmente ridotto al minimo quando si costruiscono facilmente i muscoli.

Guadagni facilmente peso più facilmente quando mangi grasso, poiché il tuo corpo immagazzina grasso facilmente.Dovete essere consapevoli che se consumate più di quanto il vostro corpo ha bisogno di costruire muscoli, diventerete comunque grasso, indipendentemente dal fatto che le calorie provengano da carboidrati, proteine o grassi. È possibile aggiungere alla vostra dieta carne di manzo nutrita con erba e ricca di grassi saturi o avocado. Mantenere il grasso a circa il 40-45% del vostro apporto calorico come si costruisce il muscolo.

Capitolo 8: Come prepararsi per iniziare

Ogni dieta richiede in realtà una semplice preparazione iniziale e la dieta antobolica non fa eccezione.Tuttavia, quest'ultima richiede una minore preparazione rispetto a qualsiasi altra dieta e inoltre non prevede chissà grandi ostacoli, acquisti o complicazioni da affrontare.

Ecco alcuni consigli per prepararsi ad ottenere il massimo dalla dieta antobolica.

Leggi e comprendi questa guida.

Essendo una guida piuttosto semplice e breve, forse è anche molto facile leggerla due volte.Tutte le informazioni e tutti i suggerimenti che troverai, renderanno il tuo "viaggio" attraverso il digiuno intermittente molto, molto più facile.

Se ti piace leggere, cerca i libri menzionati nel Capitolo 2: potresti trovare ulteriori idee da sperimentare all'interno della tua dieta anabolica.

Capitolo 9: Protocollo per il digiuno intermittente 16:8

Se vuoi provare il digiuno intermittente, puoi iniziare con il metodo 16:8. Questo consiste nel digiunare per 30 ore e poi avere una "finestra" alimentare di 8 ore. È una delle forme più popolari di questo modo semplice di mangiare facilmente.

Per metterlo in pratica, dovrai prima di tutto scegliere una finestra alimentare. Questo periodo di 10 ore può darsi in qualsiasi momento della giornata. Pertanto, puoi scegliere il momento più adatto per soddisfare le tue preferenze e seguire il tuo stile di vita. Una volta che hai semplicemente scelto le tue otto-nove ore preferite, devi davvero limitare l'assunzione di cibo a quelle ore.Come si fa a scegliere l'orario giusto? Molte persone scelgono di mangiare da mezzogiorno alle 8 di sera, saltando la colazione per poi godersi il pranzo e la cena ai soliti orari. Possono anche aggiungere un paio di spuntini sani nella loro finestra.

Altre persone invece preferiscono fare tre pasti al giorno; in questo caso una finestra alimentare dalle 10 alle 15 può essere una buona opzione, in quanto permette di fare colazione alle 9, pranzare a mezzogiorno e cenare molto presto, verso le 16:30.

Altri ancora preferiscono aspettare fino al primo pomeriggio per interrompere il digiuno e consumare il loro ultimo pasto più tardi, prima di andare a letto.

Qualunque sia la finestra del cibo che scegli, assicurati che sia quella che si adatta al tuo buon stile di vita.Se scegli frettolosamente o senza tenere in conto tutte le possibili variabili, non sarai in grado di seguire la tua dieta.

capitolo 10: Digiuno intermittente e dieta

Come dice il proverbio "Sei quello che mangi". La maggior parte delle persone prende questo detto troppo alla lettera e attribuisce cibi malsani a un corpo malsano. Anche se questo è spesso vero, non è tutta la verità. Se consideriamo la dieta e le esigenze nutrizionali come il quadro più ampio, non si tratta solo di alimenti che etichettiamo come sani o malsani. Puoi semplicemente essere malsano anche se mangi facilmente cibi sani. La salute della tua dieta si riduce facilmente alla nutrizione.

Ad esempio, il veganismo è considerato una dieta molto salutare. È una dieta a base vegetale, priva di prodotti animali. Vivere con cibi vegetali sani è fantastico, ma devi comunque trovare un equilibrio tra proteine, grassi sani e carboidrati. Devi comunque assicurarti facilmente di assumere tutti i minerali, le vitamine e i nutrienti di cui il tuo corpo ha davvero bisogno per funzionare correttamente seguendo una dieta varia ed equilibrata.Se vivi solo di insalate dell'orto e non includi una varietà di cibo per i nutrienti essenziali, oltre a proteine vegetali, carboidrati e grassi, diventerai malnutrito e malsano.

La nutrizione è re, che tu sia a dieta o meno.È ancora più importante quando stai cercando di perdere peso e mantenerti in salute, ed è fondamentale quando ti impegni nel digiuno intermittente. Quindi, che aspetto ha una dieta sana e come si fa?

Ci sono così tanti tipi diversi di diete disponibili oggi, ognuno dei quali afferma di essere la chiave per la perdita di peso o la salute, o entrambi. A complicare ulteriormente le cose c'è la stessa parola "dieta". Ogni volta che usi la parola dieta, inevitabilmente, per via delle connotazioni tipiche della parola, viene lanciata una palla curva. Nella nostra moderna società salutista e attenta al corpo, una dieta è diventata sinonimo di un modo di mangiare restrittivo, spesso finalizzato al dimagrimento. Tuttavia, il vero significato è un modo di mangiare. Una dieta può essere sana o malsana, è semplicemente un termine ampio usato per riferirsi a come, quando o cosa mangi. Se digiti "dieta sana" su Google, è probabile che ti venga in mente un numero infinito di pagine che ti parlano di una serie vertiginosa di diete che possono facilmente diventare travolgenti.

Qual'è il migliore? Quale è supportato da più di un semplice dire così? Di quale fonte, tra i segreti della dieta delle celebrità e i blog di fitness, puoi fidarti? Elimineremo la confusione e le congetture per te.

Domande frequenti.

Conosciamo tutti la sensazione quando abbiamo molte domande ma poche risposte, ecco perché vorrei rispondere ad alcune delle domande più frequenti sul digiuno intermittente in modo che tu possa sentirti più sicuro e a tuo agio.

capitolo 11: Il digiuno intermittente è sicuro?

Il digiuno intermittente è assolutamente sicuro finché sai davvero cosa stai facendo. Non prestare attenzione alle linee guida o tentare di prendere decisioni casuali può essere rischioso. Non aver paura di porre domande o parlare con il tuo medico se lo ritieni necessario, ma non c'è nulla di intrinsecamente pericoloso nel digiuno intermittente e nell'utilizzare i meccanismi naturali del tuo corpo per aiutarti a perdere peso e sentirti in forma, perché se sei una persona sana, fare il digiuno intermittente significa solamente dedicare del tempo, che tu stesso deciderai, a non mangiare.

capitolo 12: Non è controindicato allenarsi a stomaco vuoto?

Come ogni cosa, dovresti sempre ascoltare il tuo corpo prima di seguire i consigli di qualcun altro.Molte persone scoprono che se mangiano prima di allenarsi, sentono nausea o pesantezza. Se non ti senti a tuo agio a mangiare prima di allenarti, non è necessario farlo, al massimo prendi qualche cosa di energetico, ma nulla che vada ad attivare significativamente la digestione.

Quanto peso perderò con il digiuno intermittente? Quanto peso si perde in un digiuno intermittente dipende davvero da te. Non c'è quasi modo di dire concretamente quanto peso perderai. Tuttavia, un regime di digiuno intermittente è intrinsecamente un deficit calorico, quindi la probabilità che perdiate peso è molto alta.

C'è solo un modo per digiunare? Il digiuno intermittente è molto flessibile e può essere modellato e modificato per adattarsi a quasi ogni stile di vita, perché si tratta di trovare una propria finestra temporale giornaliera in cui non si mangia. Il digiuno intermittente non ti impedisce nemmeno di mangiare tre pasti al giorno ogni giorno, e non esiste una guida concreta a come dovresti mangiare. Il digiuno intermittente può essere praticato in quasi tutti i modi, da quasi tutti, uno dei tanti motivi per cui è

la tendenza dietetica più popolare del
ventunesimo secolo.

capitolo 13: COME FUNZIONA IL DIGIUNO INTERMITTENTE?

Per capire semplicemente come il digiuno intermittente porti alla perdita di grasso, dobbiamo prima capire la stessa differenza tra lo stato di alimentazione facile e lo stato di digiuno.Cominciamo con il dire che il corpo è nello stato nutrito quando digerisce e assorbe il cibo che abbiamo ingerito al pasto.

In genere, si dice che lo stato nutrito inizia quando si inizia a mangiare e dura dalle tre alle cinque ore mentre il corpo digerisce e assorbe il cibo che si è appena mangiato. è evidente che quando sei nello stato nutrito, è molto difficile per il tuo corpo bruciare i grassi perché i tuoi livelli di insulina sono alti.- vedi capitolo su insulina e glucagone-

Dopo che i processi digestivi e di assorbimenyo sono terminati, il tuo corpo entra in quello che è noto come stato post-assorbimento, che è solo un modo elegante per dire che il corpo non sta più elaborando un pasto.

Lo stato post-assorbimento dura dalle 8 alle 12 ore dopo l'ultimo pasto, quando si entra nello stato di digiuno.

A questo punto è molto più facile per il tuo corpo bruciare i grassi a digiuno perché i livelli di insulina sono bassi.

Quindi, quando si arriva allo stato di digiuno, il tuo corpo può iniziare a bruciare il grasso che è stato inaccessibile durante lo stato nutrito.

Poiché, come abbiamo visto, non entriamo nello stato di digiuno fino a 12 ore dopo il nostro ultimo pasto, è raro che i nostri corpi si trovino in questo stato consuma grassi.

Potrebbe succedere svolgendo una intensa attività fisica che porta ad un consumo di glicogeno muscolare ed epatico.

In tal caso l'organismo deve attingere al grasso per far fronte al fabbisogno energetico.

Per questo anche nel digiuno intermittente è utile svolgere una giusta attività fisica.

Si arriva alla situazione consuma grassi anche solo con il digiuno, ma siccome è l'attività fisica che consuma energia, principalmente, una giusta attività è comunque utile.

Il digiuno quindi mette il corpo in uno consuma grassi che raramente si riesce a raggiungere durante un normale programma alimentare.

Petto di pollo al forno con pesto di noci e prezzemolo e insalata di cipolle rosse

- 70g di rucola
- 200g di pomodori
- 2 cucchiaino di aceto balsamico
- 30g di prezzemolo
- 30g di noci
- 30g di parmigiano
- 2 cucchiaio di olio extra vergine di oliva
- succo di 1 limone
- 100ml di acqua
- 300g di petto di pollo
- 40g di cipolle rosse
- 2 cucchiaino di aceto di vino rosso

1. Il procedimento è molto semplice: Si inizia con il preparare il pesto, mettendo prezzemolo, noci, parmigiano, olio di oliva, metà del succo di limone e un po' d'acqua in un frullatore, fino ad ottenere un composto liquido.

2. Gradualmente si dovrà aggiungere dell'acqua, in base alla consistenza che uno preferisce.

3. Intanto mettiamo a marinare il petto di pollo con 2 cucchiaio di pesto e il succo di limone che è avanzato prima, riponiamolo in frigorifero per 30 minuti.

4. Scaldiamo adesso una padella da forno a fiamma alta, cosi da metterci a friggere il pollo per circa due minuti.

5. Poi bisogna trasferire il tutto nel forno, già preriscaldato a 400 gradi e teniamo in cottura per 15 minuti.

6. Passiamo al contorno: mettiamo a marinare le cipolle nell'aceto di vino rosso per 10-15 minuti, dopo bisogna scolarle.

7. Togliamo il pollo dal forno e versiamoci sopra il pesto.

8. Copriamo con un foglio di alluminio e lasciamo riposare 10 minuti. Mescoliamo la rucola, i pomodori e le cipolle con aceto balsamico.

9. Passiamo alla realizzazione di un'altra ricetta

Capitolo 14: Come viene immagazzinato e bruciato il grasso

Il digiuno intermittente ha dimostrato di essere davvero uno strumento potente per bruciare facilmente i grassi e perdere peso facilmente.Ma come funziona esattamente? Prima di approfondire il funzionamento del digiuno intermittente è importante comprendere alcuni fattori chiave:

Come il corpo immagazzina energia

Come il corpo usa l'energia

Il ruolo del tuo ormone in questo processo

Il corpo è in uno stato di immagazzinare energia o bruciare energia; non ci sono vie di mezzo.

Cosa significa questo? Bene, il digiuno intermittente non brucia glucosio lo stai immagazzinando come glicogeno o grasso. Questo significa che devi allenarti costantemente? La risposta breve è no. L'esercizio è solo il 10% - 15% dell'equazione di perdita di peso. Il tuo corpo brucia energia in una varietà di modi di digiuno intermittente. Anche quando sei a un punto morto senza fare assolutamente nulla, il tuo corpo consuma una buona energia mentre completa solo le funzioni effettivamente necessarie per vivere.Tuttavia, anche se le tue cellule potrebbero utilizzare glucosio e bruciare carburante, l'eventuale eccesso verrà immagazzinato. Conterebbe come uno stato di archiviazione.

Attesa! Nel digiuno intermittente, stiamo conservando lo zucchero o lo stiamo bruciando; la logica detterebbe meno cibo e più esercizio fisico a parità di perdita di peso. Sembra semplice, giusto? Digiuno intermittente, stai leggendo questo; molto probabilmente hai provato questo approccio senza alcun risultato. O hai visto i risultati all'inizio solo per farli fermare bruscamente, o hai rimesso tutto a posto quando sei tornato al tuo stile di digiuno intermittente standard.

Allora, come faccio a perdere peso, allora? Per avere un quadro migliore, dobbiamo comprendere due principi:

Come il glucosio (zucchero) viene immagazzinato e bruciato o utilizzato per produrre energia.

I nostri ruoli ormonali in questo processo

INSALATA PROTEICA

Ingredienti

- Olio extravergine d'oliva
- Aceto balsamico
- Pepe nero
- Filetto di salmone affumicato
- Foglie di cavolo nero (tritate)
- Mirtilli
- Noci Pecan (tritate)
- Formaggio feta

Preparazione

1. Preparare gli ingredienti: tritare il cavolo a pezzetti, tritare le noci pecan, sbriciolare la feta, taglia il samone a pezzetti.

2. Unisci tutti gli ingredienti in un'insalata o in una terrina di dimensioni medio-grandi.
3. Distribuisci bene, poi mettere su un piatto di insalata o una ciotola per servire.
4. Condisci con olio, aceto balsamico e un pizzico di pepe e mirtilli come topping.

CESTINI DI PIADINA CON INSALATA DI POLLO E SALSA CHEDDAR

Ingredienti (x 4 persone):

- Olio extravergine d'oliva
- Pangrattato
- Sale
- Pepe

- Salsa cheddar
- Latte
- 8 piadine
- 10 uova
- 2 petto di pollo
- 300 gr di Emmentaler
- 2 insalata iceberg

1. Tagliate il pollo a pezzetti. Sbattete un uovo in una ciotola, aggiungete un bicchiere di latte e metteteci dentro il pollo. Rigirate bene affinché tutti i bocconcini vengano a contatto con l'uovo, quindi lasciateli riposare per circa 30 minuti.
2. Lessate le rimanenti 4 uova.
3. Mentre il pollo riposa, preparate i cestini di piadina. Spennellate una piadina con olio d'oliva e mettetela in uno stampo con bordi smerlati, tipo quelli da budino o da tartellette.

4. Mettetelo in forno preriscaldato in modalità ventilato a 180 gradi per circa 7 minuti, o comunque fino a quando i bordi cominceranno a cambiare colore.

5. Una volta pronta, lasciatela raffreddare per qualche minuto, quindi estraete il cestello con molta attenzione.

6. Continuare allo steso modo con le altre piadine.

7. Recuperate i bocconcini di pollo e preparateli per la cottura.

8. Toglieteli dall'uovo e passateli velocemente nel piatto contenente il pangrattato. A questo punto, può essere fatto in due modi:

9. spennellarli con olio di oliva e friggerli nella friggitrice ad aria per 15 minuti temperatura 200 gradi

10. friggerli in padella o nella friggitrice con olio di semi secondo il metodo tradizionale.

11. Aggiungete un po' di sale a fine cottura.

12. Lavate l'insalata e fatela asciugare.

13. Tagliate il formaggio a cubetti.

14. Adesso componete i cestini.

15. Mettete un po' di salsa di formaggio cheddar sul fondo di ogni cesto.

16. Riempite ogni cestino con insalata, spicchi di uovo sodo, cubetti di formaggio e bocconcini di pollo. Completare con salsa di formaggio cheddar e servire immediatamente.

capitolo 15: Le proteine hanno molte funzioni nell'organismo:

Regola e mantiene le funzioni corporee: coagulazione del sangue, equilibrio dei liquidi, produzione di enzimi e ormoni

Supporta la crescita e il mantenimento di: capelli, pelle, unghie, cellule

Costruisce gli anticorpi di cui il tuo sistema immunitario ha bisogno

Kwashiorkor si verifica quando la dieta contiene calorie marginali e proteine insufficienti; e Il marasma si verifica quando la dieta non ha abbastanza calorie e proteine.

Gli amminoacidi sono gli elementi costitutivi di base delle proteine. Gli amminoacidi che compongono una proteina possono essere più di 20 amminoacidi diversi. Sono composti da carbonio, idrogeno, ossigeno e azoto. Ci sono aminoacidi essenziali e non essenziali. Hai davvero bisogno di mangiare gli elementi essenziali e quelli di cui non hai davvero bisogno possono essere facilmente preparati con altri aminoacidi purché ne assumi abbastanza nella tua dieta.Una fonte proteica che contiene tutti gli aminoacidi essenziali è considerata una proteina completa. Questa categoria comprende i prodotti animali (carne, pollame, frutti di mare, uova). Le proteine incomplete possono essere complete se combinate. Esempi di questo

LA PREPARAZIONE

- 4 uova grandi
- 2cucchiaino di cumino
- 2cucchiaino di peperoncino in polvere
- 2cucchiaino di sale kosher
- 3 libbre. carne di manzo macinata
- 3 collegamento salsicce chorizo (~ 180 g)
- 2 tazza di formaggio cheddar
- 2tazza di salsa di pomodoro
- 1/4 di tazza di cotiche di maiale, schiacciate

1. Preriscalda il forno a 180°C.
2. Aggiungi le cotiche di maiale al robot da cucina.

3. Frullare le cotenne fino a schiacciarle completamente. Useremo questi per legare insieme le polpette.

4. Polpette di chorizo e formaggio cheddar
5. Rompi la tua salsiccia chorizo, assicurandoti che ogni pezzo sia piccolo.
6. La salsiccia normalmente ha del grasso che si unisce all'interno, quindi vuoi strapparlo in modo che la miscela sia uniforme.

7. Metti la tua salsiccia chorizo in una ciotola capiente.

8. Aggiungi la tua carne macinata alla miscela. Non toccarlo ancora.

9. Polpette di chorizo e formaggio cheddar

10. Aggiungi le cotiche di maiale tritate sopra la carne macinata.

11. Polpette di chorizo e formaggio cheddar

12. Aggiungi il formaggio cheddar alla carne macinata.

13. Polpette di chorizo e formaggio cheddar

14. Misura il cumino, il peperoncino in polvere, il sale e le uova.

15. Aggiungili alla miscela di carne macinata: è qui che inizia il divertimento.

16. Polpette di chorizo e formaggio cheddar

17. Mescola bene il tutto usando le mani. Questo diventerà disordinato, ma non preoccuparti!

18. Polpette di chorizo e formaggio cheddar

19. Stendete le polpette e adagiatele in una teglia da forno.

20. Polpette di chorizo e formaggio cheddar

21. Assicurati che le tue polpette siano distribuite uniformemente per consentire una corretta cottura. Un po' di grasso e formaggio

fuoriusciranno dalle polpette, quindi non vuoi che si incastrino l'una nell'altra.

22.   Cuocili in forno per 30-35 minuti. Potrebbe essere necessario più tempo se hai preparato polpette più grandi.

23.   Polpette di chorizo e formaggio cheddar
24.   Lasciali raffreddare per circa 5 minuti e rimuovili dal vassoio pieno di grasso.

25.   Polpette di chorizo e formaggio cheddar
26.   Servire con salsa di pomodoro su ciascuno!

Omelette California a basso contenuto di carboidrati

Ingredienti:

- 6 cucchiai di burro, burro chiarificato o grasso d'anatra
- 15-20 gamberetti cotti, sgusciati e sbudellati
- 4 cucchiai di prezzemolo/coriandolo sminuzzato
- ½ di tazza di peperoni rossi a cubetti
- 2 cipollotto medio, a fette
- 2 avocado grande, a fette
- 12 uova grandi sbattute
- ½ di cucchiaino di sale marino
- ½ di cucchiaino di succo di limone
- ½ di cucchiaino di salsa piccante
- due fette di bacon cotto

Preparazione:

1. Metti 1 cucchiaio di olio d'oliva in una padella, scalda a fuoco medio.
2. In una ciotola piccola, sbatti le uova, la salsa piccante, il succo di limone e il sale.
3. Scalda il burro in una padella antiaderente a fuoco medio-basso. Una volta che si è sciolto, versa le uova sbattute.
4. Cucina sollevando i bordi con una spatola e inclinando la padella per far cuocere tutte le uova, finché non diventano solide ma ancora umide sopra.
5. Posiziona gamberetti, peperoni, cipollotto, prezzemolo, avocado e bacon sopra l'omelette.
6. Piega delicatamente a metà, cuoci per altri 5-10 minuti finché non è cotta del tutto.
7. Servi.